G

D0825343

LA LEVADURA DE CERVEZA

Si este libro le ha interesado y desea que lo mantengamos
informado de nuestras publicaciones, puede escribirnos a
comunicacion@editorialsirio.com,
o bien suscribirse a nuestro boletín de novedades en:
www.editorialsirio.com

Título original: LA LEVURE DE BIÈRE
Traducido del francés por Mª Carmen García Bernabeu
Diseño de portada: Editorial Sirio, S.A.

© de la edición original
EDITIONS GRANCHER

© de la presente edición
EDITORIAL SIRIO, S.A.

EDITORIAL SIRIO, S.A.	NIRVANA LIBROS S.A. DE C.V.	ED. SIRIO ARGENTINA
C/ Rosa de los Vientos, 64	Camino a Minas, 501	C/ Paracas 59
Pol. Ind. El Viso	Bodega nº 8,	1275- Capital Federal
29006-Málaga	Col. Lomas de Becerra	Buenos Aires
España	Del.: Alvaro Obregón	(Argentina)
	México D.F., 01280	

www.editorialsirio.com
sirio@editorialsirio.com

I.S.B.N.: 978-84-16233-71-7
Depósito Legal: MA-1098-2015

Impreso en Imagraf Impresores, S. A.
c/ Nabucco, 14 D - Pol. Alameda
29006 - Málaga

Impreso en España

Puedes seguirnos en Facebook, Twitter, YouTube e Instagram.

Alban Maggiar

LA LEVADURA DE CERVEZA

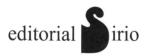

editorial Sirio

INTRODUCCIÓN

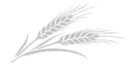

Tu piel, tus cabellos y tus uñas reflejan exactamente el estado general de tu organismo. Son el auténtico espejo de tu salud.

Si tienes mala cara, los rasgos cansados, arrugas, un rostro apagado, sin brillo..., si pierdes cabellos, si son difíciles de peinar, ásperos al tacto, débiles..., si tus uñas son quebradizas... ¡no busques más!

No busques una solución fácil en centros de estética o peluquerías. Solo se transformaría tu apariencia, tu imagen. Pero lo esencial se encuentra en este lado del espejo: tú eres lo importante.

Modifica tus hábitos y tu alimentación, y añade a tu dieta diaria principios activos de origen natural.

Para la piel, los cabellos y las uñas, el suplemento dietético por antonomasia es la levadura, la misma que se utiliza en la fabricación de la cerveza.

La cerveza ha sido reconocida como medicamento desde tiempos antiquísimos. El extraordinario documento denominado Papiro Ebers es el tratado de medicina más antiguo que nos ha llegado desde tiempos remotos.

Probablemente fue redactado entre los años 1600 y 1500 a. de C., bajo el reinado del faraón Amenhotep I. Por lo tanto, ¡tiene más de tres mil quinientos años! También es el documento escrito más largo del Antiguo Egipto que ha llegado hasta nosotros: mide más de veinte metros de largo por treinta centímetros de ancho.

Este papiro fue descubierto por Edwin Smith en Luxor en el año 1862. Después lo compró el egiptólogo alemán Georg Ebers, que le dio su nombre. Fue él quien tuvo el mérito de descifrar los jeroglíficos de este precioso papiro, que actualmente se conserva en la biblioteca universitaria de Leipzig.

Es un verdadero libro de medicina. Contiene ochocientos setenta y siete párrafos que describen numerosas enfermedades de varias ramas (oftalmología, gastroenterología, ginecología, etc.), con las prescripciones correspondientes.

La farmacopea egipcia de la época citada en el Papiro Ebers se refiere a más de quinientas sustancias del reino vegetal: mirra, aloe, ricino, azafrán, loto, lirio, zumo de adormidera, resina, incienso, beleño (hierba de Santa Apolonia), cáñamo, zumo de acacia, ajo, benjuí, flores de camomila, coloquíntida, ciprés, dátil, higo, genciana, granada, laurel, meliloto, menta, mostaza, nuez, cebolla, pistacho, rosa... ¡y cerveza!

Eran numerosas las formas de administrar los remedios que se describen en el papiro: infusiones, pociones, bálsamos, colirios (que se aplicaban con la ayuda de una pluma de buitre), emplastos, fumigaciones, irrigaciones vaginales, lavados, etc.

El remedio que se tenía que ingerir se incorporaba a la leche, al vino de dátil, a la miel o a la cerveza. Este Papiro Ebers ya demuestra claramente la presencia de la cerveza en la farmacopea egipcia. Se la describe como una bebida refrescante, un remedio y un producto de belleza. A las mujeres se les recomendaba en especial que *tomaran baños de cerveza para tener una piel bonita*.

Es más, este mismo papiro habla de la *cerveza hierro* (probablemente se trata de la cerveza a la que se dejaba macerar en recipientes de hierro) contra la anemia y para prolongar la vida, en referencia al faraón Ramsés II, que vivió más de noventa años (algo excepcional entonces) y que bebía esta cerveza enriquecida con hierro.

Varios milenios más tarde, el interés nutricional y terapéutico de la levadura de cerveza fue revelado por el propio fundador de la microbiología, Louis Pasteur, en 1876.

El ilustre químico realizó sus mayores descubrimientos observando la fabricación de la cerveza en la región de Lille, y no dudó en mostrar a la comunidad científica las sorprendentes posibilidades de este minúsculo hongo único e incomparable.

La levadura de cerveza es un microorganismo unicelular del tipo *Saccharomyces cerevisiae*. La germinación la convierte en un alimento favorable y acelera su crecimiento y su multiplicación.

En el caso de la fabricación de la cerveza, después de la germinación de la cebada, se une el mosto resultante (cebada germinada + agua) con el lúpulo y la levadura. El *Saccharomyces cerevisiae*, en un medio anaerobio (desprovisto de aire), provoca la fermentación de este líquido, que se convierte en cerveza después de varias operaciones: decantación, maduración, pasteurización y filtración.

Durante este proceso de la levadura de cerveza, en el seno del sustrato tiene lugar una preciosa biosíntesis que enriquece en proporciones considerables la cantidad de aminoácidos y de vitaminas del grupo B.

Su riqueza incomparable en proteínas (más del 50% de su masa) confiere a la levadura de cerveza, de origen estrictamente vegetal, un cierto parentesco con la carne, sin poseer las características negativas de esta.

En una época en que los medios de comunicación se hacen eco de millones de preguntas sobre la conveniencia o no de comer carne, la levadura de cerveza representa una alternativa importante. Todo régimen vegetariano se tendría que complementar con levadura de cerveza para evitar una carencia de proteínas.

La levadura de cerveza es un complemento alimenticio realmente fuera de lo común. El objetivo de este libro es mostrar los beneficios que reporta su consumo.

Primera parte

PARA CONOCER MEJOR
LA LEVADURA DE CERVEZA

LA CERVEZA, BEBIDA EMBLEMÁTICA DE LA HUMANIDAD

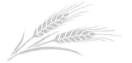

Hace aproximadamente diez mil años, durante el calentamiento planetario posglacial, una revolución, conocida como neolítica, transformó la historia de la humanidad.

A la economía de recolección característica del Paleolítico le sucedió el cultivo de plantas, la domesticación de animales, la sedentarización, la fabricación de cerámica, el tejido, el pulido de herramientas de piedra, el dominio del fuego, etc.

Sobre las tierras aluviales, al borde de los ríos y de los arroyos, empezaron a cultivarse esas plantas cuyos granos iban a constituir los cimientos de la alimentación humana: los cereales.

Y en el primer puesto de estos cereales, históricamente, se encontró la cebada, aunque este hecho se desconoce y, erróneamente, se piensa que desde siempre el trigo ha sido el cereal principal. Pero no es así; fue la cebada, como confirman los vestigios arqueológicos de regiones tan alejadas entre sí como Abisinia, Mesopotamia y Nepal.

La cebada fue, pues, el primer cereal cultivado por el hombre en el Neolítico, por una buena razón: su ciclo es el más corto de entre todos los cereales —solamente sesenta días entre la siembra y la cosecha—. La alimentación se basaba en gachas de cebada y tortas (al contacto con el fuego), una forma primitiva de pan. Y por casualidad, un día, nació la cerveza.

Los historiadores coinciden en que fue en Mesopotamia, entre el Tigris y el Éufrates, siete mil años antes de nuestra era, donde apareció la cerveza por accidente: una papilla de cebada sin consumir abandonada al aire libre fermentó por la acción de las levaduras, microorganismos presentes naturalmente en el aire.

El inflado de la pasta, así como la modificación de su consistencia y de su sabor, probablemente intrigaron a los hombres, que tuvieron la idea de diluir esta curiosa sustancia en agua. Como consecuencia, la bebida contenía un poco de alcohol (a raíz de la fermentación alcohólica).

Había nacido la cerveza. Históricamente fue la primera bebida fabricada por el hombre, mucho antes que el vino. Esto también es desconocido. El cultivo de la viña se desarrollaría cinco mil años más tarde, en Grecia, alrededor de dos mil años antes de Cristo, es decir, un desfase significativo en el tiempo.

La casualidad había hecho bien su trabajo, pero sobre todo las levaduras, las mismas que hacen subir la masa durante la fabricación del pan con un proceso de fermentación idéntico. De hecho, la historia de la cerveza y la del pan se funden estrechamente por la simple razón de lo que lleva a su maduración: las levaduras.

En la Antigüedad, la cerveza disfrutó de un éxito que es difícil de imaginar hoy en día. En la época sumeria (en el cuarto milenio antes de nuestra era), los textos cuneiformes lo confirman —se distinguían ya diecinueve tipos diferentes de cerveza—. Existía la costumbre de aromatizar la cebada en su fermentación con componentes variados, como la miel y la canela.

Más tarde, en Babilonia, bajo el reinado de Nabucodonosor, Ninurta (diosa de la cebada) y Nidaba (diosa de la cerveza) eran ¡las diosas de la curación! Los médicos babilonios prescribían cerveza contra la lepra, indicando que contenía agentes antiinfecciosos. En el contexto de este libro, estas primitivas prácticas médicas, aun siendo tan ingenuas, son un buen augurio.

En Egipto, donde el cultivo de la cebada ocupaba las más vastas extensiones entre las tierras fértiles del valle del Nilo, la cerveza conoció un gran esplendor. Bebida nacional por excelencia, su fabricación era realizada por los cerveceros que vivían cerca de los distintos faraones —según indica el papiro Ebers.

Después llegó su declive. Los griegos y los romanos le dieron privilegio al vino. El cultivo de la viña se extendió poco a poco por toda la cuenca mediterránea, mientras el cultivo del trigo sustituyó al de la cebada.

Primero en Atenas y en Roma después, el vino fue ampliamente predominante. La cerveza quedó para a los pobres y los bárbaros de las provincias del norte.

Por el contrario, en la Galia, y en general en todos los países celtas, la cerveza conservó mucho tiempo su supremacía con respecto al vino. La de la antigua Galia se llamaba *cervisia*, nombre derivado de Ceres, la diosa de los cereales, y de la palabra celta que designa la fuerza (*vis*), ya que esta bebida tenía la reputación de estimular y fortificar el organismo.

El célebre navegante y explorador fenicio Pythias, al atracar en las costas de Normandía, habla del «vino de cebada» consumido por los celtas, que le rendían culto a esta cerveza bajo los auspicios del dios Sucellus.

En la Galia las dos obligaciones de las mujeres, en el plano doméstico, eran la fabricación del pan y de la cerveza, fuente de energía para toda la familia. Aromatizaban esta cerveza artesanal con especias, una de ellas el comino, y algunas plantas, como el lúpulo, que aparece por primera vez asociado a esta bebida.

En la Edad Media, el cultivo de la cebada y del lúpulo por una parte y la elaboración de la cerveza por otra, se realizaron en un primer momento (épocas merovingia y carolingia) en las fincas reales, y después en los monasterios. De hecho, Carlomagno otorgó a los monjes en el siglo IX el monopolio de la fabricación de la cerveza.

En su aislado retiro, cerca del convento benedictino de Disibodenberg, en el Palatinado, la famosa Hidelgarda de Bingen escribió a propósito de la cerveza: «Esta bebida ayuda a tener un buen rostro y hace recobrar las fuerzas».

A partir de entonces y hasta el siglo XIII se desarrolló una verdadera industria cervecera en los monasterios. En 1268, san Luis autorizó la profesión de cervecero fuera de estos lugares. Los cerveceros se agruparon entonces en gremios. El uso del lúpulo se siguió desarrollando, así como el de otras plantas aromáticas: salvia, romero, enebro, tomillo, hisopo, etc.

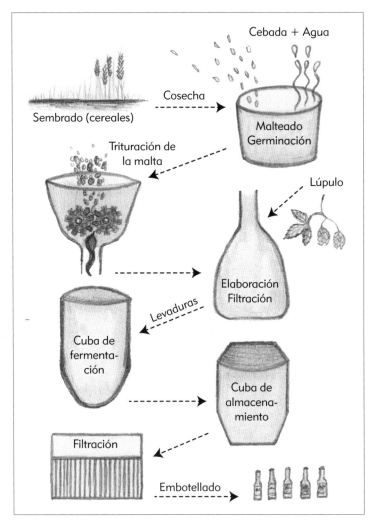

Figura 1. Esquema simplificado de la fabricación de la cerveza

En 1435, el duque de Borgoña, Juan Sin Miedo, impuso definitivamente por edicto oficial la utilización del lúpulo en la fabricación de la cerveza.

Y en 1516, menos de un siglo más tarde, se decretó en Baviera la célebre «Ley de pureza» que hoy en día sigue rigiendo la fabricación de la cerveza en Alemania y en el resto de Europa. Impone «el uso exclusivo de agua, malta y lúpulo», sin olvidar, por supuesto, el ingrediente sin el cual no sería posible la fermentación, y por tanto la elaboración de la cerveza: la levadura de cerveza, objeto de este libro.

LA FABRICACIÓN
DE LA CERVEZA

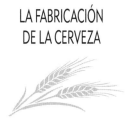

La cerveza es el resultado de la fermentación alcohólica (gracias a la levadura) de un sustrato formado por malta de cebada aromatizada con lúpulo.

LA GERMINACIÓN DE LA CEBADA

Todo empieza por la germinación de la cebada, acto fundamental en la elaboración de la cerveza, ya que es este proceso de maduración el que genera el potencial nutritivo de la levadura.

La germinación libera la energía vital que se encuentra en el grano en estado latente. Todo ocurre como si el proceso de germinación aumentara la acción de los componentes iniciales del grano. Es la dimensión misteriosa de la materia viva: una suma biológica es mucho más que la simple adición de los elementos que la constituyen.

En biología, 2 + 2 nunca son 4, sino siempre un poco más de 4. Y es en este punto del proceso, que escapa a la investigación humana, donde se produce una rica sinergia de posibilidades insospechadas, fruto de una sutil simbiosis.

La germinación se desarrolla en tres etapas:

EL REMOJO: consiste en hidratar la cebada lo suficiente durante dos días sumergiendo los granos en agua.

LA GERMINACIÓN propiamente dicha: comienza desde que aparecen las primeras raíces. Cuando esto sucede, los granos se esparcen por el suelo en capas de entre diez y veinte centímetros de grosor, a una temperatura regulada de entre 12 y 15 ºC. A los granos se les da la vuelta dos veces al día. Esta germinación dura una semana.

EL SECADO-TOSTADO: al término de esta semana de germinación, se pasan los granos de cebada germinados por una corriente de aire caliente. Se trata de un verdadero tueste (idéntico al del café) que suspende el proceso de germinación y da color a los granos. A estos granos de cebada que han germinado y que después se han tostado se los conoce con el nombre de «malta». Esta operación concluye con el secado de los granos para eliminar cualquier humedad. El aroma y el color de la futura cerveza dependen en parte del tinte final de la malta de cebada y, por lo tanto, de la intensidad del secado-tostado.

Del grano inicial a la malta final, la naturaleza y la estructura de la cebada han experimentado una profunda transformación. De hecho, durante la germinación los granos experimentan multitud de reacciones complejas a todos los niveles: físico, químico, biológico y fisiológico.

La modificación más espectacular consiste en una hidrólisis generalizada de los azúcares del grano. La hidrólisis es un desdoblamiento de las moléculas de ciertos compuestos orgánicos por acción del agua. Durante este proceso los granos desarrollan y activan sus sistemas enzimáticos, que se ponen en marcha para convertir el almidón –que será el alimento de nuestra levadura– en azúcares fermentables.

La germinación es tan activa que hace solubles las paredes de los granos de la cebada, tres membranas sucesivas (epicarpio, mesocarpio y endocarpio) formadas por fibras vegetales cuyos componentes glucídicos (celulosa y hemicelulosa) se consideran, sin embargo, como inasimilables.

En resumen, la germinación transforma los azúcares complejos de los granos de cebada (polisacáridos, almidón, glucógeno, celulosa y hemicelulosa) en los azúcares simples presentes en la malta, principalmente glucosa. Es precisamente esta glucosa la que después alimentará a la levadura y permitirá su espectacular desarrollo, provocando la fermentación que dará origen a la cerveza.

La germinación también permite la síntesis de enzimas proteolíticas que se descomponen en unidades más pequeñas; las largas cadenas moleculares que forman las proteínas se rompen en fragmentos más cortos formados por aminoácidos. Esta descomposición proteica facilita en el organismo la absorción y asimilación de los nutrientes esenciales.

LA ELABORACIÓN DE LA CERVEZA

Cuando finaliza el tueste de la cebada germinada, la malta se tritura en una fina molienda que se mezcla con agua caliente –cuya pureza desempeña un importante papel en la calidad de la cerveza que se produce– en una primera cuba, llamada «cuba de filtración», tradicionalmente hecha de cobre (actualmente suelen ser de acero inoxidable).

Después se filtra esta malta triturada e hidratada para obtener el mosto. Las impurezas eliminadas se denominan «malta remojada».

A continuación, se introduce el mosto en una caldera, también de cobre, y se lleva a ebullición, añadiendo el lúpulo.

Se utilizan las flores femeninas, o «conos», de esta planta aromática y trepadora, que se cultiva en extensas parcelas con grandes guías y cuerdas alrededor de las cuales se enrolla el lúpulo, hasta alcanzar entre cinco y seis metros de altura.

Es el lúpulo, a menudo denominado «la especia de la cerveza», el que le da a esta bebida su aroma original y su sabor amargo. Los fabricantes juegan con la cantidad de lúpulo incorporado al mosto y con la intensidad del secado-tostado de la malta para obtener precisamente un amargor que constituya su seña de identidad.

La ebullición del mosto al que se le ha añadido el lúpulo acelera las materias coagulables, bajo la forma de lo que se conoce como «turbio».

Después, este turbio se elimina por medio de la centrifugación y la decantación. A continuación, el mosto al que se le ha agregado el lúpulo se enfría en un intercambiador de calor de placas, para finalmente colocarlo en una segunda cuba, la cuba de fermentación. Es en ella donde tiene lugar la siembra del mosto con las levaduras.

Fermentación viene de la palabra latina *fervere*, que significa «hervir». Y de hecho, da la impresión de que el líquido hierve debido a que la levadura al transformar los azúcares del mosto en alcohol (precisamente ese es su objetivo) libera una importante cantidad de gas carbónico.

Durante esta fermentación alcohólica, el volumen de la levadura se incrementa aproximadamente cinco veces a causa de la rapidez excepcional de su reproducción, muy favorable en este medio.

La acción de la levadura tiene lugar en un primer momento en un medio aeróbico. Pero cuando la levadura ha consumido la totalidad del oxígeno presente en el mosto, su metabolismo se transforma y se vuelve anaeróbico. Es en este momento cuando se produce la transformación de los azúcares en alcohol y CO_2.

Se distinguen dos tipos de fermentación:

- La fermentación baja, que tiene una duración aproximada de unos diez días y utiliza las levaduras denominadas *Saccharomyces uvarum*, que actúan a baja temperatura (entre 6 y 12 ºC) y tienden a depositarse en el fondo de la cuba de fermentación. De esta manera se obtienen las cervezas rubias.

- La fermentación alta, que tiene una duración de entre tres y seis días y utiliza las levaduras denominadas *Saccharomyces cerevisiae* que actúan a temperaturas más altas (entre 14 y 15 ºC) y tienden a subir a la superficie del mosto. De esta manera se obtienen las cervezas negras o tostadas pero también, ahora, algunas rubias.

Luego se procede a una segunda filtración que elimina la levadura y clarifica la cerveza. Después, esta se conserva en cubas de almacenamiento durante varias semanas a baja temperatura antes de pasar a botellas o toneles.

A continuación, la levadura de cerveza obtenida durante esta última filtración se deshidrata, ya que hay que eliminar el agua residual para conservarla bien a fin de poder utilizarla como complemento alimenticio.

El mejor procedimiento de deshidratación es la liofilización, que elimina la totalidad del agua por sublimación al tiempo que conserva la integridad de los componentes activos, en particular las vitaminas del grupo B, frágiles y delicadas, con una vida de corta duración si se exponen a un calor demasiado fuerte.

Desgraciadamente, en el método de secado por aire caliente, que normalmente se utiliza para eliminar el agua residual de la levadura de cerveza «ordinaria», la temperatura es tal que se destruyen más de la mitad de las vitaminas del grupo B.

¿Por qué es necesario eliminar el agua contenida en la levadura de cerveza al término de su fabricación? Simplemente porque, de lo contrario, no se conservaría, y se alteraría por la multiplicación de los gérmenes que proliferarían en un medio húmedo. La levadura de cerveza tiene que estar seca y, por lo tanto, es necesario eliminar el agua que contiene.

La liofilización es un procedimiento de secado en frío que permite retirar toda el agua de un alimento o un complemento alimenticio gracias al principio físico de «sublimación».

Lo primero que hay que hacer para llevarla a cabo —sin entrar en detalles técnicos— es congelar la levadura de cerveza, para luego, una vez congelada, someterla al proceso de sublimación. Dicho proceso consiste en el cambio del estado sólido al estado gaseoso sin pasar por el estado líquido. De esta manera la levadura conserva el cien por cien de sus principios activos.

En el momento de su consumo, la dilución de la levadura de cerveza en agua da lugar a una rehidratación simple que permite su asimilación. Realmente se puede decir que es revivificable: vuelve a tener una nueva vida, para beneficio del organismo. Por este motivo, se la denomina levadura de cerveza «viva».

SACCHAROMYCES CEREVISIAE

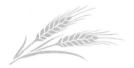

Según la versión más reciente del diccionario, la levadura es la «masa constituida por ciertos hongos unicelulares, capaz de fermentar el cuerpo con el que se mezcla. Se trata de un hongo unicelular de forma ovoide, que se reproduce por gemación o división, forma cadenas y produce enzimas capaces de descomponer diversos cuerpos orgánicos, principalmente los azúcares, en otros más sencillos».

Y según esta misma versión, hongo sería un «ser vivo heterótrofo, carente de clorofila, hojas y raíces, que se reproduce por esporas y vive parásito o sobre materias orgánicas en descomposición».

Aclaradas estas definiciones, centremos nuestra atención en la única levadura que nos interesa en el contexto de este libro, y que además es la más representativa, la más célebre, la más noble de entre las levaduras: la levadura de cerveza (*Saccharomyces cerevisae*).

Este hongo tiene dos particularidades: es un microorganismo unicelular y se desarrolla muy rápidamente en un medio alimenticio favorable, es decir, un líquido que contenga azúcar. El mosto al que se añade la levadura de cerveza, mencionado anteriormente, contiene los azúcares simples resultantes de la fragmentación, durante la germinación, de numerosos azúcares complejos presentes en los granos de cebada.

La primera característica, fundamental, que conviene subrayar es que la levadura de cerveza es un microorganismo eucariota. Esto significa que su única célula presenta un núcleo diferenciado que contiene los cromosomas portadores de la información genética en forma de ADN. Este núcleo está separado del citoplasma (que comprende las vacuolas y las mitocondrias) por una membrana.

Por el contrario, los microorganismos más simples (bacterias) son del tipo procariota, es decir, su núcleo no está recubierto por ninguna membrana y se halla disperso por toda la célula.

Cuando sus exigencias nutricionales (su necesidad de glúcidos) son satisfechas, la levadura de cerveza se multiplica a una velocidad extraordinaria, lo que puede parecerse a una proliferación bacteriana, a menudo espectacular en ciertas condiciones. Pero, al contrario que las bacterias, la levadura de cerveza es un ser vivo complejo, un organismo superior.

Es verdad que resulta difícil identificar esta minúscula levadura por lo que es en realidad, precisamente a causa de su minúsculo tamaño.

DESCRIPCIÓN DE LA CÉLULA

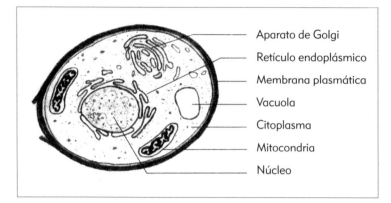

Figura 2. Célula de levadura de cerveza

Una célula de levadura de cerveza, de forma ovoide, mide aproximadamente seis micrones en su mayor longitud (un micrón es una millonésima parte de un metro, es decir, una milésima de milímetro). Cada célula comprende:

➡ Una pared externa

La pared externa es muy gruesa y rígida. Le da a la célula su forma oval y le confiere una excelente protección, por lo que tiene una gran importancia. Está compuesta por tres capas sucesivas:

- Una interna, constituida de beta-glucano insoluble.
- Una media, constituida de beta-glucano soluble.
- Una externa, constituida de manano.

Estas sustancias son azúcares polimerizados de cadena larga: polímero de glucosa para el beta-glucano y polímero de manosa para el manano.

Esta estructura original, macromolecular, se parece a la de las fibras de la celulosa de las plantas.

Algunas enzimas sintetizadas por la célula (invertasa, fosfatasa, glucosidasa y proteasa) se concentran entre estas capas.

La pared externa también contiene cistina (alrededor de un 1% de su masa), muy útil en la cicatrización de heridas y quemaduras.

➡ UNA MEMBRANA PLASMÁTICA, TAMBIÉN CONOCIDA COMO MEMBRANA CITOPLASMÁTICA

Protegida por las tres capas de la pared externa de la célula, la membrana plasmática rodea y aísla el citoplasma.

También comprende tres capas:

- Una interna de naturaleza proteica.
- Una media de naturaleza lipídica (fosfolípidos).
- Una externa también de naturaleza proteica.

Esta membrana plasmática garantiza los intercambios de la célula con su entorno. Es la que regula el paso del agua, de los iones y de las moléculas del exterior hacia el interior y en el otro sentido, del interior hacia el exterior. Estos intercambios tienen un nombre muy conocido: ósmosis.

Por lo tanto, la membrana plasmática, situada en la periferia del citoplasma, tiene una función tan importante como la pared externa que la cubre.

➡ **Un núcleo**

Bien individualizado, de forma esférica, rodeado de una membrana (la membrana nuclear), el núcleo de la célula de levadura de cerveza contiene diecisiete cromosomas portadores de la información genética en forma de ADN (ácido desoxirribonucleico).

Este núcleo dirige la actividad de la célula, controla su funcionamiento, articula su crecimiento y organiza su reproducción. Es el elemento vital.

➡ **El citoplasma**

Además del núcleo, el cuerpo de la célula, o citoplasma, contiene:

* **Las mitocondrias.** Son las centrales energéticas de la célula. De hecho, las mitocondrias generan energía a partir de los nutrientes de los que se alimenta la célula para satisfacer sus necesidades, energía necesaria para el funcionamiento del metabolismo de los diferentes elementos constitutivos de la célula.

  Cada mitocondria es una entidad independiente que posee su propia información genética (en forma de ADN). La membrana mitocondrial favorece los intercambios entre el medio interior de la mitocondria y el citoplasma. Contiene (al igual que la membrana plasmática) fosfolípidos adecuados para estas transferencias.

  La energía producida por las mitocondrias se encuentra en forma de adenosina trifosfato (ATP), el combustible universal de los seres vivos.

- **UNA VACUOLA.** De gran tamaño (superior al del núcleo), cada célula de levadura de cerveza contiene una vacuola, que no es más que un orgánulo (parte organizada o especializada de la célula) de almacenaje. Esférica y voluminosa, la vacuola cumple un importante papel en la digestión intracelular, y en ella se almacenan, se descomponen y se reciclan los elementos que la célula produce.
- **EL APARATO DE GOLGI Y EL RETÍCULO ENDOPLÁSMICO.** El citoplasma también contiene dos orgánulos formados por pliegues de estructura membranosa, constituidos por un apilamiento de sacos minúsculos achatados que tienen vesículas en su extremidad: el aparato de Golgi y el retículo endoplásmico.

  Estas dos membranas internas del citoplasma desempeñan una función activa en la capacidad de la célula para sintetizar la materia orgánica, en particular los aminoácidos (de naturaleza proteica) y las vitaminas del grupo B, constituyentes esenciales de la levadura de cerveza que justifican su gran valor en el plano terapéutico.

REPRODUCCIÓN

Para cerrar este capítulo, conviene evocar el modo de reproducción de las células de levadura de cerveza.

Como en todos los microorganismos unicelulares, el crecimiento rápido de las células de levadura y el aumento exponencial de su número ocurren por germinación. Aparece una pequeña «hernia» en un punto de la superficie de la célula madre. Esta hinchazón se desarrolla, crece y se estrecha. El núcleo de la célula madre se estira en el puente citoplásmico, uniendo este a su yema, y la célula hija termina por soltarse. Es una mitosis perfecta, es decir, encontramos el mismo número de cromosomas en el núcleo de la célula hija. En ese momento empieza un nuevo ciclo celular.

Esta reproducción se acelera cuando el sustrato es apropiado (rico en glúcidos, con buenas condiciones de humedad y de calor). Es lo que ocurre durante la fabricación de la cerveza, cuando el mosto de la malta a la que se le ha añadido lúpulo se une con la *Saccharomyces cerevisiae*.

HAY LEVADURAS Y LEVADURAS...

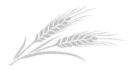

Todas las levaduras no son la levadura de cerveza. Si bien la más conocida e importante de todas las levaduras es la *Saccharomyces cerevisiae*, en la elaboración de algunos alimentos (pan y queso por ejemplo) se utilizan otras muchas e incluso hoy en día se usan como agentes de biotecnologías, en particular en la industria farmacéutica. Podemos distinguir:

- La levadura de panadería, que no se cultiva sobre un sustrato de cebada y de lúpulo sino sobre la melaza, subproducto de la industria azucarera.
- La levadura láctica, que sirve para sembrar el lactoserum resultante de la leche, etapa inicial de la fabricación de los quesos.
- La levadura nutricional, a menudo llamada levadura dietética, es una levadura inactiva, muerta, no revivificable, privada de su poder de fermentación por un

tratamiento térmico. Los sustratos de esta levadura nutricional son variados: melaza y subproductos de las industrias papelera, agroalimentaria, de la madera (serrín) y petrolera.

- La levadura química son simples polvos que hacen subir la masa y que no tienen estrictamente ningún valor nutricional. Compuesta por una mezcla de bicarbonato de sodio y de bicarbonato de amonio, se obtiene a partir de sustancias minerales inorgánicas. Desde luego, hace subir la masa (lo que puede resultar útil en cocina) pero no tiene ninguna propiedad terapéutica. De hecho, sería preferible reemplazar esta levadura química por una levadura natural.

COMPOSICIÓN DE LA LEVADURA DE CERVEZA

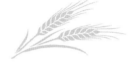

L a levadura de cerveza es un ultraconcentrado de principios activos beneficiosos:

➡ PROTEÍNAS

Posee un alto contenido protéico (un 55%), ¡algo extraordinario para una sustancia de origen vegetal! Y todos los aminoácidos están presentes, sin excepción, entre ellos los llamados esenciales, ya que el organismo humano es incapaz de sintetizarlos y necesariamente tienen que ser aportados por los alimentos. Son: la leucina, la isoleucina, la lisina, la metionina, la fenilalanina, la treonina, el triptófano, la alanina, la valina, la arginina, el ácido aspártico, el ácido glutámico, la cistina, la glicocola, la histidina, la prolina, la serina y tirosina.

➡ Vitaminas del grupo B

Al igual que los aminoácidos, están todas presentes, sin excepción:

- Vitamina B_1 (tiamina).
- Vitamina B_2 (riboflavina).
- Vitamina B_3 (niacina).
- Vitamina B_5 (ácido pantoténico).
- Vitamina B_6 (piridoxina).
- Vitamina B_8 (biotina).
- Vitamina B_9 (ácido fólico).
- Vitamina B_{12} (cobalamina).

Ninguna otra sustancia, en la naturaleza, contiene tantas vitaminas del grupo B.

➡ Minerales, tan beneficiosos para la salud: calcio, fósforo, sodio, potasio, azufre, hierro y magnesio.
➡ Oligoelementos, cofactores metabólicos fundamentales: selenio, zinc, cobre, cromo y manganeso.
➡ Glúcidos, que estimulan las funciones principales.
➡ Lípidos, ricos en ácidos grasos esenciales, importantes para las membranas celulares.
➡ Enzimas catalizadoras: proteasa, lipasa, amilasa e invertasa.

En la levadura de cerveza se produce una interacción beneficiosa entre todos estos compuestos, que se movilizan y se unen para generar este producto único en la naturaleza. Ahora vamos a ver las propiedades y las indicaciones de las vitaminas del grupo B.

LAS VITAMINAS B DE LA LEVADURA DE CERVEZA

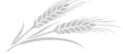

VITAMINA B₁ (TIAMINA)

Es la vitamina del sistema nervioso y del tono muscular.

Propiedades

La vitamina B_1 contribuye activamente en el metabolismo glucídico, esencial para el correcto funcionamiento de las células nerviosas (las neuronas) gracias a su carburante principal, la glucosa resultante de la asimilación de los azúcares.

Esta vitamina favorece la transmisión nerviosa. Por esta razón, participa en la regulación de las disfunciones que afectan al conjunto del sistema nervioso.

Con el sobrenombre de vitamina «antidepresión» o vitamina «antiestrés», se utiliza en caso de problemas de comportamiento y de cambios de humor.

Además, tiene otra acción beneficiosa, muy importante, a nivel neuronal, ya que es un cofactor predominante en la síntesis de la acetilcolina.

Este neurotransmisor desempeña una función clave, en particular en la prevención del envejecimiento cerebral y de la pérdida de memoria.

La acetilcolina sintetizada por nuestro organismo a partir de la vitamina B_1 tiene otros efectos significativos: como sustancia parasimpaticomimética, favorece la dilatación de los vasos, la contracción de los músculos y la desaceleración del ritmo cardiaco, lo que es importante en caso de taquicardia.

Por eso la vitamina B_1 es muy efectiva en caso de mareos, vértigos, diversos malestares y náuseas (digestivas u otras).

La acción de la vitamina B_1 es inhibida por la nicotina y el alcohol, cuya ingesta inhibe su asimilación, lo que provoca una carencia, responsable entre otros males del beriberi. Esto puede tener graves consecuencias en los grandes fumadores y en las personas que consumen diariamente importantes cantidades de alcohol.

La acción de la vitamina B_1 se ve igualmente limitada en caso de consumo excesivo de azúcar de forma permanente, un mal hábito característico de nuestra sociedad industrializada, gran consumidora de refrescos, que son muy azucarados, y de dulces, pasteles, etc.

Como la vitamina B_1 es esencial para el metabolismo de los glúcidos, un exceso de estos conduce al mismo fenómeno que se ha observado en los casos de alcoholismo o de tabaquismo, ya que los niveles de vitamina B_1 presentes en la alimentación corriente no son suficientes para la asimilación de una cantidad demasiado elevada de azúcar.

Si la levadura de cerveza es naturalmente el alimento más rico en vitamina B_1, las personas que más la necesitarían —alcohólicos, fumadores, adolescentes (que son los grandes consumidores de refrescos), adictos al azúcar y personas deprimidas, nerviosas y que envejecen mal— no son precisamente las que más la consumen, ya que es todavía muy desconocida.

La vitamina B_1 también se encuentra en los cereales integrales (localizada en las tres membranas del pericarpio de los granos), las leguminosas (entre ellas la soja), los frutos oleaginosos (por ejemplo las nueces), las algas marinas, la carne, la leche y el pescado.

Carencia

La carencia de vitamina B_1 provoca una enfermedad grave: el beriberi.

El beriberi es una afección endémica entre la población asiática más pobre, que se alimenta casi exclusivamente de arroz blanco que no conserva ningún rastro de los elementos nutritivos contenidos en la cutícula externa del grano, la cual se elimina durante el refinado.

El beriberi se presenta en dos formas diferentes, la forma seca y la forma húmeda. En el primer caso, se caracteriza por problemas nerviosos graves y polineuritis, una debilidad muscular dolorosa en las piernas, asociada a anomalías perceptivas desagradables: hormigueos, entumecimiento, picor, escozor, etc.

La polineuritis evoluciona progresivamente hasta la parálisis de los miembros inferiores.

En el segundo caso, se declara un edema general, con un sensible aumento del volumen del corazón (agrandamiento del ventrículo derecho, lo que provoca taquicardia) y del hígado. La hidropesía que origina esta patología afecta a todo el organismo: el agua y otros líquidos corporales acumulados se infiltran en el tejido conjuntivo y se vierten en las cavidades (peritoneo, pericardio, pleura). La orina se vuelve escasa y se sufre disnea (dificultad para respirar).

Indicaciones

- Polineuritis alcohólica.
- Polineuritis de fumadores.
- Beriberi.
- Neuralgias (intercostal, crural, facial).
- Ciática.
- Corea (contracción involuntaria de los músculos).
- Tetania (crisis de la contracción muscular).
- Calambres.
- Espasmofilia.
- Atrofia muscular progresiva.
- Esclerosis en placas.
- Dolores reumáticos articulares.
- Mialgias (dolores musculares).
- Problemas tróficos (mala nutrición de los tejidos).
- Taquicardia.
- Cardiopatías.
- Edemas.
- Depresión nerviosa.

- Agotamiento.
- Astenia (gran lasitud física).
- Neurastenia (gran lasitud nerviosa).
- Anorexia nerviosa (rechazo a alimentarse).
- Neurosis (angustia, obsesiones, paranoia, fobias).
- Falta de memoria.
- Envejecimiento prematuro (o acelerado) de las funciones neurológicas.

VITAMINA B$_2$ (RIBOFLAVINA)

Es la vitamina de la regeneración de los tejidos y de la energía.

Propiedades

La vitamina B$_2$ contribuye a la buena salud de la piel, del cabello y de las uñas, en la medida en que estimula la regeneración de los epitelios.

La dermis, el cuero cabelludo y el lecho ungueal, que contribuyen a la renovación constante, durante toda nuestra existencia, de las células de la piel, del cabello y de las uñas, tienen necesidad permanente de aportes nutritivos específicos, entre los cuales la vitamina B$_2$ es el más importante.

Desempeña una función primordial en las mucosas, las membranas que cubren el conjunto de las cavidades naturales de nuestro organismo: los ojos, la boca, el intestino, el árbol bronquial, etc.

La segunda propiedad significativa de la vitamina B$_2$ se explica por su función de cofactor enzimático que permite la síntesis de dos flavoproteínas: la flavina mononucleótido (FMN) y la flavina adenina nucleótido (FAD).

Estas flavoproteínas intervienen en las reacciones metabólicas (lipídica y glucídica) que producen energía en las mitocondrias del citoplasma de cada célula de nuestro cuerpo.

De hecho, al facilitar el transporte del hidrógeno, contribuyen activamente en la formación de la adenosina trifosfato (ATP), esencial como fuente de energía.

Carencia

La carencia de vitamina B_2 tiene dos tipos de consecuencias:

- Por una parte, problemas oculares y capilares, así como lesiones de la piel y de las mucosas: dermatitis, estomatitis, fisuras en los labios, etc.
- Por otra parte, un debilitamiento considerable del estado general, fatiga y atrofia muscular.

Indicaciones

- Conjuntivitis.
- Cataratas.
- Pérdida de la visión.
- Fatiga ocular.
- Alopecia (caída del cabello).
- Onicolisis (desprendimiento y caída de las uñas).
- Onicorrexis (fragilidad de las uñas).
- Dermatitis: pápulas, vesículas, pústulas.
- Descamaciones de la piel.
- Eczemas.
- Prurito (picores).
- Queilitis (inflamación de los labios).

- Fisuras en los labios.
- Estomatitis (inflamación de la mucosa bucal).
- Glositis (inflamación de la lengua).
- Gingivitis (inflamación de las encías).
- Aftas.
- Úlceras de estómago.
- Enteritis (inflamación de la mucosa intestinal).
- Astenia.
- Fatiga muscular.
- Calambres.
- Retraso estaturo-ponderal en los niños (retraso del crecimiento).

VITAMINA B$_3$ (NIACINA) O PP (*PELLAGRE PREVENTING*)

Al igual que la vitamina B$_2$, es la vitamina de la energía, también conocida como la vitamina antipelágrica.

Propiedades

En cada célula del organismo humano tienen lugar reacciones metabólicas que producen la energía que necesitamos para vivir; de lo contrario, las funciones básicas (la respiración, la circulación, la digestión, etc.) se ralentizan y nuestra vitalidad se ve disminuida.

La vitamina B$_3$, estrechamente asociada a la B$_2$, desempeña la función principal en la producción y el uso de esta energía.

Contiene dos compuestos, el ácido nicotínico y la niacinamida, que se convierten, durante su asimilación, en las coenzimas nicotinamida adenina dinucleótido (NAD) y nicotinamida adenina dinucleótido fosfato (NADP), que favorecen precisamente la producción de energía a partir del metabolismo de los glúcidos y de los lípidos.

La vitamina B_3 favorece la respiración celular, el transporte del oxígeno a los tejidos y la formación de glóbulos rojos.

Mejora la circulación central y periférica gracias a una acción vasodilatadora sobre los capilares.

Al igual que la vitamina B_2, contribuye a la regeneración de los epitelios de la piel y de las mucosas.

Participa en la síntesis de la serotonina, neurotransmisor fundamental para el equilibrio nervioso.

Carencia

La carencia de vitamina B_3 da lugar a una grave enfermedad: la pelagra. La encontramos en las poblaciones de América Central que se alimentan principalmente de maíz (harina de maíz, tortas de maíz, etc.), cereal que contiene un inhibidor de la asimilación de esta vitamina.

La pelagra se manifiesta por un estado general de gran debilidad, dolores de cabeza, vértigos, lesiones cutáneas, diarrea, etc.

Se desarrollan eritemas (rojeces de la piel debidas a la congestión de los vasos sanguíneos) sobre las partes del cuerpo que se exponen a la luz. Se observan fenómenos de fotosensibilización que provocan radiodermatitis (quemaduras comparables a las quemaduras solares).

En un estado aún más avanzado, aparecen alteraciones del sistema nervioso que pueden conducir a graves problemas mentales (demencia).

Indicaciones

- Déficit de irrigación cerebral.
- Reblandecimiento cerebral.
- Envejecimiento precoz.
- Demencia senil precoz.
- Pérdida de la memoria.
- Disminución de las facultades intelectuales.
- Depresión nerviosa.
- Problemas circulatorios periféricos.
- Vértigos.
- Migrañas.
- Zumbidos de oídos.
- Enfermedad de Raynaud (hormigueos y pérdida de la sensibilidad de los dedos).
- Síndrome de Ménière (problemas en el oído interno).
- Arteritis de los miembros inferiores.
- Problemas digestivos (gastritis, úlceras).
- Problemas intestinales (colitis, enteritis).
- Astenia.
- Neurastenia.
- Depresión nerviosa.
- Problemas dermatológicos (similares a los producidos por una carencia de B_2).
- Inflamaciones de las mucosas (similares a los producidos por una carencia de B_2).

VITAMINA B_5 (ÁCIDO PANTOTÉNICO)

Es la vitamina antiestrés y antienvejecimiento.

Propiedades

El nombre del ácido pantoténico procede del griego *pantothen*, que significa literalmente «en todas partes». La vitamina B_5 controla a todas las células del cuerpo humano (de ahí su denominación: está presente en todas partes). Sin ella, no podríamos asimilar los alimentos, lo que provocaría todas las carencias que uno se pueda imaginar.

De hecho, contribuye a la síntesis de la coenzima A, el agente número uno de las reacciones bioquímicas intracelulares, importante intermediaria en los metabolismos proteico, glucídico y lipídico.

Al igual que las vitaminas B_2 y B_3, es un poderoso regenerador epitelial que estimula, en particular, el crecimiento del cabello y de las uñas.

Por otro lado, muchos especialistas la tienen como la mejor vitamina en caso de caída del cabello. Muchos laboratorios incorporan ácido pantoténico en la composición de sus champús y de sus lociones capilares anticaída.

Del mismo modo, la mayoría de los fabricantes de productos cosméticos formulan sus cremas antiarrugas o antienvejecimiento a partir del ácido pantoténico, omnipresente cuando se trata de cuidar el cabello y la piel.

La vitamina B_5 también favorece la cicatrización. Además, contribuye a la síntesis de los neurotransmisores que regulan —a través de la hormona adrenocorticotropa (ACTH), producida por la hipófisis— las secreciones de esteroides en las glándulas corticosuprarrenales como respuesta a una situación de estrés.

Asimismo, participa en la síntesis de los fosfolípidos, decisivos para un buen funcionamiento de las membranas celulares.

Carencia

La carencia de vitamina B_5 tiene varias consecuencias. Las más visibles son la pérdida del cabello y la aceleración de la formación de las arrugas.

Esta carencia provoca una gran fatiga, física y nerviosa, problemas digestivos e intestinales y retraso del crecimiento en los niños. En los casos extremos, aparecen úlceras que no cicatrizan.

Indicaciones

- Estado de estrés permanente.
- Envejecimiento prematuro del organismo (en general).
- Envejecimiento acelerado de la piel (aparición y acentuación de arrugas).
- Trasplantes.
- Convalecencia postoperatoria.
- Cicatrización de heridas.
- Cicatrización de úlceras varicosas.
- Estrías (fisuras dolorosas de la epidermis).
- Estrías de los senos de las madres lactantes.
- Grietas.
- Quemaduras.
- Pruritos.
- Vitíligo (despigmentación de la piel).

- Psoriasis (formación de placas blanquecinas esquematosas).
- Radiodermitis (lesiones provocadas por la radioterapia).
- Eritema en los glúteos de los lactantes.
- Eritema solar.
- Alopecia accidental (sea cual sea la causa).
- Alopecia andrógeno-dependiente (masculina).
- Calvicie (alopecia localizada).
- Tiña (alopecia provocada por un hongo).
- Pitiriasis simple (caspa seca).
- Pitiriasis esteatoide (caspa grasa).
- Tricoclasia (fractura del cabello en masa a ras del cuero cabelludo).
- Tricorrexis (rotura del cabello por traumatismo térmico).
- Puntas abiertas del cabello.

VITAMINA B$_6$ (PIRIDOXINA)

Es la vitamina indispensable para los grandes consumidores de carne.

Propiedades

La vitamina B$_6$ está formada por tres compuestos (el piridoxal, la piridoxamina y el piridoxol) que desempeñan una función esencial en el metabolismo de las proteínas, es decir, en su fragmentación en aminoácidos.

La piridoxina es efectivamente el cofactor principal de una enzima clave que interviene en este metabolismo, el piridoxal-5-fosfato. Este estimula la síntesis de un neurotransmisor, el ácido gamma-aminobutírico, que es el responsable de la decarbonización y de la transaminación de estos aminoácidos, proceso previo a su asimilación por el organismo.

Un gran consumidor de carne que carezca de vitamina B_6 no puede realizar este catabolismo proteico de una manera adecuada. Esto tiene como resultado una acumulación de materia grasa en su organismo, a modo de residuos nitrogenados, en particular ácido úrico, que se depositará en las zonas articulares y será fuente de inflamaciones dolorosas y de una patología reumática.

El ácido gamma-aminobutírico tiene otras dos propiedades importantes: estimula el buen funcionamiento del sistema nervioso central y contribuye a que el organismo utilice el glucógeno almacenado en el hígado y los músculos, en forma de glucosa productora de energía.

La vitamina B_6 también interviene en la síntesis de otros dos neurotransmisores, la dopamina y la serotonina, que contribuyen al equilibrio nervioso y a la regulación del sueño.

Facilita la conversión de un aminoácido esencial, el triptófano, en prostaglandina, que interviene en el funcionamiento uterino, la coagulación de la sangre y los fenómenos inflamatorios.

La vitamina B_6 es efectiva en el tratamiento del síndrome premenstrual y también está indicada para algunos problemas que afectan a la mujer embarazada. Está aconsejada en caso de depresión nerviosa relacionada con la toma de anticonceptivos orales.

Su ingesta disminuye el riesgo de padecer litiasis renal (cálculos), causada por oxalatos. Esto es debido a que facilita la síntesis de otro aminoácido, la glicina, reduciendo así el nivel de ácido oxálico en la orina.

Carencias

La carencia de vitamina B_6 tiene un cuadro clínico bastante comparable al de la carencia de vitamina B_3: debilidad general, problemas circulatorios periféricos, debilidad muscular, depresión nerviosa, problemas intestinales (diarreas) y digestivos, lesiones cutáneas, etc.

Aquellos que consuman mucha carne y carezcan de vitamina B_6 pueden sufrir alteraciones graves del sistema nervioso. A buen entendedor, pocas palabras bastan: si comes mucha carne, toma en cada comida levadura de cerveza en cantidad suficiente.

Indicaciones

- Afecciones degenerativas (en general).
- Problemas neurológicos.
- Polineuritis (ver las indicaciones de la vitamina B_1).
- Neuritis.
- Epilepsia (crisis convulsivas de origen nervioso).
- Convulsiones del niño.
- Depresión nerviosa.
- Envejecimiento precoz.
- Pérdida de la memoria.
- Insomnio.
- Miopatía (atrofia muscular).
- Miastenia (agotamiento muscular).
- Calambres.
- Migrañas.

- Patologías inflamatorias (en general).
- Reumatismos articulares.
- Estado pletórico y congestivo del organismo.
- Obesidad.
- Problemas premenstruales.
- Embarazo complicado.

VITAMINA B_8 (BIOTINA)

Es la vitamina de la belleza y de la salud del cabello, de la piel y de las uñas.

Propiedades

La vitamina B_8 interviene en la síntesis de la pirimidina, fracción del ácido nucleico que contribuye activamente en la formación del ADN (ácido desoxirribonucleico) y del ARN (ácido ribonucleico). Ya conocemos la extrema importancia de la información genética y de la constitución de los núcleos de cada célula del organismo.

Las células que se regeneran más rápido y más a menudo a lo largo de nuestra existencia son las de la piel, las del cabello y las de las uñas. La caída del cabello, los problemas dermatológicos y la fragilidad de las uñas indican una carencia de micronutrientes específicos como las vitaminas B_8 y B_5.

Asimismo, la vitamina B_8 tiene otras propiedades, entre ellas la de favorecer el metabolismo de las grasas (en su transformación en ácidos grasos asimilables por el organismo) y de los azúcares (regulando la glucemia en la sangre y facilitando la intervención de la insulina pancreática).

Carencia

La carencia de vitamina B$_8$ tiene un curioso nombre: la enfermedad de la clara del huevo. De hecho, la clara del huevo cruda contiene una proteína, la avidina, que inhibe la acción de esta vitamina y provoca la caída del cabello (y del vello), lesiones cutáneas, problemas neuromusculares y náuseas.

Quienes consumen grandes cantidades de claras de huevo crudo (golosos del mousse de chocolate y productos de repostería) ¡se exponen al riesgo de perder el cabello y de tener problemas dermatológicos!

Afortunadamente, el calor destruye la avidina y consumir huevos cocinados (en todas las formas) no presenta, por lo tanto, ningún problema de avitaminosis B$_8$.

Indicaciones

- Alopecia (caída del cabello):
  - » Seborreica andrógeno-dependiente (masculina).
  - » Provocada por un choque emocional.
  - » Como consecuencia de una operación quirúrgica.
  - » Provocada por una enfermedad infecciosa.
  - » Causada por una decoloración mal efectuada.
  - » Posparto.
  - » A continuación de la interrupción de la píldora.
  - » Después de la toma de algunos medicamentos.
  - » Provocada por una infección crónica.
  - » Debida a un régimen alimenticio adelgazante.
  - » Como resultado de un desajuste hormonal.
  - » Provocada por la disfunción del cuero cabelludo debida a:

* Mala inervación.
* Mala vascularización.
* Utilización de un champú demasiado agresivo (que modifica el PH).
• Problemas dermatológicos (similares a los producidos por una carencia de B_5).
• Problemas de uñas (similares a los producidos por una carencia de B_5).

VITAMINA B_9 (ÁCIDO FÓLICO)

Junto con la B_{12}, es una de las dos vitaminas antianémicas.

Propiedades

La vitamina B_9 tiene una acción específica en la regeneración y la maduración de los glóbulos rojos. También desempeña una función esencial en el equilibrio sanguíneo, previniendo (o curando) la anemia.

Durante su asimilación, se convierte en ácido tetrahidrofólico (THFA) —el agente activo de esta síntesis de los hematíes en el seno de la médula ósea—, pero siempre con la presencia necesaria de un cofactor, la vitamina B_{12}.

Por lo tanto, estas dos vitaminas (B_9 y B_{12}) son inseparables en su función metabólica. De este modo podemos entender mejor los beneficios de consumir un alimento como la levadura de cerveza, en la que están estrechamente asociadas y en abundancia (en ella se da la mayor concentración natural de ambas).

La vitamina B_9 tiene otras funciones, entre ellas la estimulación del metabolismo proteico, que favorece la conversión de algunos aminoácidos: la metionina, la serina y la histidina.

Al igual que la B_6, participa en la síntesis de dos neurotransmisores, la dopamina y la serotonina, que contribuyen al equilibrio emocional y nervioso y favorecen el sueño.

También entra en juego en la elaboración del ADN, acción vital durante el embarazo o incluso en el crecimiento infantil.

Carencia

La carencia de vitamina B_9 se manifiesta, por supuesto, por una fuerte anemia, un debilitamiento progresivo (físico y mental) que desemboca en una gran lasitud, disminución (y pérdida) del apetito, palidez de la piel y de las mucosas (síntomas muy visibles en la conjuntiva del ojo) y, en los casos más graves, frecuentes desmayos.

Esta anemia va acompañada habitualmente de diarreas, vómitos, palpitaciones, insomnio, problemas de memoria, hostilidad e incluso paranoia.

Indicaciones
- Anemia carencial.
- Anemia ferropénica (disminución de hemoglobinas).
- Anemia perniciosa (enfermedad de Biermer; ver la vitamina B_{12}).
- Anemia aplásica (desaceleración de la regeneración de los hematíes).
- Anemia hemolítica (destrucción masiva de los glóbulos rojos).
- Anemia esprue (diarrea con excrementos muy ricos en grasas).

- Anemia macrocítica (aumento del volumen de los hematíes).
- Hemorragias.
- Gingivitis.
- Disenterías.
- Hepatitis.
- Problemas de crecimiento.
- Retraso mental.
- Problemas del embarazo.
- Inmunodepresión del organismo.

VITAMINA B$_{12}$ (COBALAMINA)

Junto con la B$_9$, es una de las dos vitaminas antianémicas.

Propiedades

La vitamina B$_{12}$ tiene la particularidad de contener una proporción considerable (hasta un 4%) de un importante oligoelemento, el cobalto. Su acción en la médula ósea contribuye a la regeneración constante de los glóbulos rojos para mantener permanentemente el equilibrio sanguíneo.

El cobalto presente en la vitamina B$_{12}$ es vasodilatador, hipotensor, antiespasmódico e hipoglucémico. Actúa principalmente en la sangre, el hígado, el páncreas, el sistema nervioso y el cerebro.

Esta vitamina participa en la asimilación del hierro en el organismo, y en consecuencia, en la formación de la hemoglobina sanguínea. No en vano se la conoce con el sobrenombre de vitamina antianémica.

Contribuye al metabolismo proteico favoreciendo la síntesis de un aminoácido esencial, la metionina.

Carencia

La carencia de vitamina B_{12} es grave. Causa la anemia perniciosa, o enfermedad de Biermer, que se caracteriza por los siguientes síntomas: palidez intensa, astenia, taquicardia, disnea respiratoria, diarrea, anorexia y problemas de sensibilidad.

Las fuentes clásicas de vitamina B_{12} son la carne, los despojos, el pescado, los productos lácteos y los huevos.

Esto quiere decir que los vegetarianos estrictos que no consumen absolutamente ningún producto de origen animal, directo o derivado, tienen indiscutiblemente una carencia de vitamina B_{12}. Para prevenir esta carencia es imprescindible complementar una alimentación vegetariana con levadura de cerveza.

Indicaciones

- Anemias (todas las relativas a la vitamina B_9).
- Síndrome pluricarencial.
- Convalecencia posoperatoria.
- Convalecencia después de una enfermedad infecciosa.
- Enfermedades infantiles.
- Embarazo.
- Lactancia.
- Problemas asociados con el envejecimiento.
- Astenia.
- Anorexia.
- Retraso del crecimiento infantil.

RESUMEN DE LAS PROPIEDADES RECONOCIDAS DE LA LEVADURA DE CERVEZA

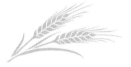

Las propiedades más significativas de la levadura de cerveza son:

- Es un estimulante general del organismo.
- Ralentiza el envejecimiento.
- Tiene una acción preventiva contra las enfermedades degenerativas.
- Es un regulador del metabolismo.
- Normaliza las disfunciones hormonales.
- Acelera el proceso de regeneración celular.
- Dinamiza la revitalización de los tejidos y de los órganos.
- Es una fuente de energía física y mental.
- Proporciona tono muscular.
- Aumenta la resistencia en el esfuerzo.
- Favorece la recuperación.

- Cubre las carencias nutricionales.
- Es antianémica.
- Es un euforizante para el sistema nervioso.
- Optimiza las capacidades intelectuales.
- Favorece el reequilibrio emocional.
- Actúa como antidepresivo.

Segunda parte

PRINCIPALES INDICACIONES
DE LA LEVADURA DE CERVEZA

CONTRIBUYE DE MANERA EFICAZ
A LA BELLEZA DE LA PIEL

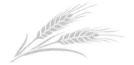

Se sabe desde hace mucho que la levadura de cerveza contribuye de manera eficaz al incremento de la belleza de la piel. La piel es nuestra envoltura externa, la interfaz que regula los intercambios con nuestro entorno y que es impermeable a los elementos patógenos, pero permeable a los principios activos beneficiosos para la salud y la belleza.

Antes que todos los demás órganos, la piel sufre la lenta erosión característica del envejecimiento, volviéndose progresivamente más delgada y seca, lo que la hace menos elástica, menos tónica.

Afortunadamente, es posible frenar este proceso si se toma levadura de cerveza de manera asidua –la mejor forma consiste en realizar una cura cuatro veces al año, en cada cambio de estación.

Para entender los efectos de la levadura de cerveza, es importante conocer mejor la anatomía y la fisiología de la piel.

ANATOMÍA

La piel está formada por tres capas superpuestas: la epidermis, la externa (del griego *epi*, «encima»); la dermis, la capa intermedia (del griego *derma*, «piel»), y la hipodermis, la capa interna (del griego *hypo*, «debajo»).

La epidermis

La epidermis es un epitelio formado por varias capas de células que sufren, al avanzar hacia la superficie, una transformación córnea conocida como queratinización:

- La capa más interna es la capa basal, que asegura la unión con la dermis. En ella se encuentran las células pigmentarias que producen la melanina que nos protege de los rayos solares ultravioleta.
- La capa externa es la capa córnea, de gran solidez; sus células se endurecen por la impregnación de la queratina. Esta queratinización termina con una descamación final; se trata de las células muertas, que se eliminan durante el aseo.

Entre una y otra hay tres capas intermedias: espinosa, granular y translúcida. En esta última es en la que se produce la queratina, proteína muy rica en azufre, que luego se dirige a la superficie para impregnar la capa córnea.

Tengamos en cuenta que la levadura de cerveza es rica en aminoácidos azufrados, cofactores de la síntesis de la queratina.

Las células de la epidermis se multiplican continuamente y a gran velocidad: solo hacen falta veintiocho días para que una célula llegue de la capa basal hasta la superficie, donde *muere* antes de caer. ¡De esta manera, la epidermis se renueva completamente en menos de un mes!

La dermis

La dermis es un conjunto de tejidos que se renueva a un ritmo mucho más lento (tardan alrededor de tres años). Se encuentra bajo la epidermis, a la que mantiene y alimenta, y es de naturaleza comprimible, extensible y elástica.

Estructuralmente, la dermis está constituida por la malla de una densa red de fibras entrecruzadas que comprenden dos tipos de macromoléculas proteicas:

- El colágeno, verdadero «cemento» que le confiere a la piel su solidez, su robustez, su capacidad de resistencia a la presión.
- La elastina, sustancia de anclaje que contribuye a la flexibilidad y elasticidad de la piel.

Hay otras moléculas, conocidas como glucosaminoglucanos, que forman un gel que rellena el espacio extracelular y aseguran la coherencia del tejido dérmico uniéndose estrechamente al colágeno y a la elastina.

Existen células fibroblásticas en el tejido dérmico que, a partir de los alimentos resultantes del catabolismo digestivo, efectúan la síntesis de los elementos necesarios para la elaboración del colágeno, de la elastina y de los glucosaminoglucanos.

Para fabricar el colágeno, la proteína «clave» de la dermis, los fibroblastos necesitan tres aminoácidos, la lisina, la prolina y la glicina..., los cuales se encuentran precisamente en la levadura de cerveza.

La dermis además contiene:

- Una red nerviosa muy densa, los receptores de las fibras nerviosas, que hace de la piel un importante órgano sensorial sensible al tacto, al calor, al frío, a la presión, al dolor, al placer, etc.
- Una red de capilares (haciendo honor a su nombre, los *capilares* son vasos sanguíneos tan finos como los *cabellos*) de una densidad importante, que aseguran la nutrición de la piel.
- Una red de células de Langerhans, que desempeñan una función inmunitaria trascendental gracias a los receptores encargados del reconocimiento de agresiones microbianas y virales; contribuyen a la defensa del revestimiento cutáneo, primera protección del organismo contra las enfermedades infecciosas.

La dermis también comprende estructuras anexas:

- Las glándulas sudoríparas, que permiten la regulación térmica eliminando el exceso de calor gracias al sudor.

- Las glándulas sebáceas, que segregan una sustancia grasa, el sebo, el cual forma una película protectora en la superficie de la epidermis.
- Los folículos pilosos, de donde emergen el vello y los cabellos.

Conviene nutrir, hidratar, revitalizar y regenerar la dermis, y muchas de estas funciones son posibles gracias a la levadura de cerveza.

La hipodermis

La hipodermis es un tejido adiposo, una especie de *colchón* que se moldea sobre los músculos y los huesos y que desempeña la función de amortiguador protegiendo a los tejidos profundos del organismo, al tiempo que regula la temperatura interna.

Es este tejido subcutáneo el que contiene los adipocitos, esas bolsas minúsculas llenas de grasa agrupadas en forma de racimos de uvas.

La hipodermis también contiene vasos sanguíneos de un calibre más grueso que el de los capilares de la dermis, así como fibras nerviosas.

FISIOLOGÍA

La piel ejerce principalmente tres funciones: protectora, reguladora y sensitiva.

Una función protectora

- Contra las agresiones mecánicas (golpes, presiones intensas), gracias a la dura queratina de la capa córnea externa y al flexible cojín graso de la capa interna.
- Contra las agresiones químicas, gracias a la película protectora de sebo que hace de pantalla, impidiendo la penetración de productos tóxicos.
- Contra las agresiones microbianas, gracias a las células inmunitarias de la dermis, y también a la flora bacteriana que está presente en la superficie de la epidermis, flora *saprofita* que neutraliza los gérmenes patógenos (estreptococos, estafilococos dorados, etc.). Es esencial preservar esta flora *amiga* que se moviliza contra los microbios *enemigos*; por esta razón se desaconseja el uso repetido de productos antisépticos para el aseo diario.
- Contra los rayos solares ultravioletas, gracias a la melanina segregada por la capa basal de la epidermis.

Una función reguladora

En el mantenimiento imprescindible de una temperatura interna constante (alrededor de 37 °C):

- Ante un calor excesivo, los capilares se dilatan, lo que permite evacuar hacia el exterior la temperatura excedente mediante la sudoración.
- Ante un frío intenso, los capilares se contraen, al igual que los músculos (lo que coloquialmente se denomina *carne de gallina*).

Una función sensitiva

Las terminaciones de las fibras nerviosas de la piel informan al organismo sobre las sensaciones de dolor o de placer inducidas por el tacto. La piel es el primer órgano sensorial que apareció durante la evolución. Y el sentido táctil es el último en desaparecer al término del proceso vital.

EVOLUCIÓN

El envejecimiento de la piel es una evolución genética natural que puede experimentar una aceleración espectacular, principalmente bajo los efectos del sol y de los radicales libres. Se puede resumir este proceso con una ecuación: envejecimiento = pérdida. Es la pérdida de agua la que tiene las consecuencias más inmediatas, ya que esta deshidratación provoca la formación de arrugas.

Las primeras arrugas son unas líneas muy delgadas que se dibujan entre la nariz y la boca, en los ojos y en la frente.

Después surgen las arrugas conocidas como «de expresión», que corresponden a los movimientos *expresivos* del rostro: arrugas peribucales (conocidas como «código de barras»), pliegues de la frente y patas de gallo (arrugas divergentes al ángulo externo de los ojos).

La piel se vuelve cada vez más seca y delgada, pierde su elasticidad y se descuelga.

La flacidez de la piel acentúa la marca de las arrugas, por simple efecto de la ley de la gravedad: las arrugas tienen tendencia a orientarse hacia abajo. Los párpados y los pómulos caídos son otros signos del envejecimiento: la piel ya no es lo suficientemente elástica para compensar las consecuencias de su flacidez.

También es importante combatir la proliferación de los radicales libres, que atacan a las membranas de las células de colágeno y de elastina, lo que provoca una separación de la malla fibrosa que sostiene la epidermis, con la consiguiente pérdida de volumen de la piel del rostro y la profundización de las arrugas.

Los radicales libres no solo destruyen la arquitectura molecular de la dermis, sino que también agreden a las proteínas que constituyen el epitelio cutáneo, la queratina y la melanina. Por eso la piel pierde su flexibilidad y su brillo.

Asimismo, provocan la formación de una sustancia nociva conocida como «lipofuscina», que está constituida por agregados de moléculas de ácidos grasos y de melanina oxidados. Esta lipofuscina ataca al epitelio cutáneo. Por otro lado, el nivel de lipofuscina en el plasma sanguíneo es un certero *indicador* de la edad fisiológica real de cada persona.

Los radicales libres también afectan al endotelio vascular, lo que constituye un problema para la piel, ya que se encuentra fuertemente vascularizada.

Afortunadamente, existe la prevención antirradicales libres: los alimentos conocidos como antioxidantes, que actúan solos o en combinación como cofactores enzimáticos, formando dos enzimas antioxidantes importantes:

- La superóxido dismutasa (SOD), que divide el radical libre más frecuente (el superóxido O_2) en metabolitos no operacionales. Sintetizada por el hígado, la SOD es una molécula proteica en el seno de la cual los aminoácidos se asocian al zinc.

- La glutatión peroxidasa (GSHP), que divide el radical libre más tóxico y agresivo (el hidróxilo HO) en metabolitos inactivos. Sintetizada por el hígado, la GSHP es una macromolécula proteica en el seno de la cual los aminoácidos se asocian al selenio.

Como vemos, para fabricar las dos enzimas antioxidantes, la superóxido dismutasa y la glutatión peroxidasa, el organismo (más exactamente el hígado) necesita una alimentación rica en proteínas y dos oligoelementos (el zinc y el selenio).

A falta de una alimentación lo suficientemente equilibrada y diversificada –difícil tanto de definir como de conseguir– tomar complementos alimenticios que contengan aminoácidos, zinc y selenio es imprescindible para frenar el envejecimiento del organismo en general, y de la piel en particular.

Pues bien, estos aminoácidos y estos dos oligoelementos se encuentran justamente en la levadura de cerveza en forma ideal, bioasimilable.

También existe en el mercado una levadura de cerveza cuyo sustrato nutritivo ha sido enriquecido con zinc y selenio, bajo el nombre de *Fortilevure® beauté*,[1] particularmente indicada para la piel.

La riqueza de la levadura de cerveza en vitaminas del grupo B nos ayuda a sentirnos bien en nuestra propia piel

---

1. *Fortilevure® beauté* es una marca comercial francesa que se puede adquirir *online*, pero en herbolarios y tiendas especializadas puedes encontrar productos muy similares en cuanto a composición y presentación (perlas de levadura de cerveza enriquecida con zinc y selenio).

(debido a sus efectos beneficiosos sobre el sistema nervioso), al tiempo que esta tiene mejor aspecto. El beneficio es doble.

Hay otros factores que influyen en el envejecimiento cutáneo:

- El tabaquismo (una auténtica catástrofe para la piel).
- El abuso del alcohol.
- La obesidad.
- Los malos hábitos alimentarios (abuso de azúcares y de grasas).
- El sedentarismo.
- La falta de sueño.
- El estrés.
- La contaminación atmosférica.
- La exposición prolongada al sol.

Repasemos a continuación uno de los factores más importantes: la exposición al sol.

LA PIEL Y EL SOL

El sol es nuestro amigo, pero puede convertirse en un enemigo para nuestra piel si no sabemos «domesticarlo». Antes de enumerar las múltiples ventajas de la exposición de la piel al sol, conviene dar algunos consejos elementales:

- No hay que exponerse entre las 12 y las 16 horas, cuando el sol calienta más, y mucho menos dormirse al sol a esa hora.

- Es necesario proteger la piel con un producto solar que tenga un índice de protección adaptado al tono de cada cual.

- Es importante no perfumarse antes de exponerse al sol, ya que se corre el riesgo de una fotosensibilización, con consecuencias antiestéticas.

- No hay que olvidar llevar gafas de sol para proteger la córnea de la conjuntivitis y la retina de un posible fototraumatismo.

Si se toman estas precauciones fundamentales, que son de sentido común y se tienen que respetar imperativamente, podemos beneficiarnos del sol, ya que:

- Estimula la síntesis de la queratina, lo que provoca un *peeling* natural, una exfoliación regenerante de la capa córnea externa.

- Incentiva la síntesis de la melanina, lo que provoca el bronceado, verdadero parasol protector después de unos días de exposición.

- Estimula los fibroblastos, que permiten la síntesis de la elastina y del colágeno, lo que asegura el mantenimiento de la piel, su elasticidad, su flexibilidad, su tono..., en definitiva, su salud y su belleza.

- Estimula las células nerviosas, esas neuronas que unen la piel al cerebro y que la convierten en un órgano sensible, contribuyendo a nuestra plenitud sensual.

- Regula la producción de sebo a través de las glándulas sebáceas, lo que constituye un punto positivo para las personas que tengan la piel grasa.

- Regula la secreción de las glándulas sudoríparas, la asociación entre sudor y sebo, formando una película hidrolipídica y termoprotectora.
- Regula la función inmunoprotectora de las células de Langerhans, que aseguran la defensa de la piel contra los ataques microbianos.

En total, los dos billones de células de nuestra piel beben de un sol del que tienen una necesidad vital, sin olvidar su otra función: la síntesis de la vitamina D, indispensable para la asimilación del calcio.

Pero también, y esto no es menos importante, hay que subrayar la función antidepresiva que se le reconoce de manera unánime. Desgraciadamente, hay una estadística que no engaña, la de los suicidas, que alcanza sus niveles más elevados en los países cercanos al círculo polar, donde el sol está ausente seis meses al año.

Como conclusión, para cuidar de nuestra piel es necesario tomar menos antidepresivos, tomar más el sol (con la prudencia que se requiere) y no olvidar la levadura de cerveza, doblemente beneficiosa para la mente (vitaminas B) y la belleza de la piel (aminoácidos, zinc y selenio).

En resumen, la levadura de cerveza contribuye a:

- Incrementar la cohesión de los elementos constitutivos de la dermis.
- Devolverle a la piel su firmeza, su elasticidad y su flexibilidad.
- Retrasar la aparición de las arrugas.
- Reducir la profundidad de las arrugas existentes.

- Corregir la flacidez de la piel del rostro (mejillas, pár-pados, cuello).
- Atenuar la aparición de los vasos cutáneos.
- Borrar las ojeras.
- Incrementar la función protectora de la piel contra la contaminación ambiental, los rayos UV, el estrés... y las carencias propias de la edad.

LA MEJOR AMIGA
DE NUESTRO CABELLO

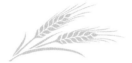

El título de este capítulo es revelador: la levadura de cerveza es la mejor amiga de nuestro cabello. Para tener unos cabellos bonitos y fáciles de peinar, para frenar su caída y facilitar su crecimiento, ningún complemento alimenticio puede competir con la levadura de cerveza, la verdadera «reina» del cabello. Esto puede aplicarse tanto para el cabello como para la piel: la belleza viene del interior. Para tener tanto unos cabellos bonitos como una piel bonita, los tratamientos externos no son suficientes; la nutriterapia (interna) es esencial. Y entre los alimentos «capiloactivos» (si me permitís este neologismo), la levadura de cerveza ocupa indiscutiblemente el primer lugar.

Con el fin de entender por qué la acción de la levadura de cerveza es tan eficaz para el cabello, es importante volver a situar esta acción en su contexto y para ello referirnos a la anatomía y a la fisiología del cabello.

ANATOMÍA DEL CABELLO

El cuero cabelludo, en el que están implantados los cabellos, está fuertemente vascularizado. Los vasos sanguíneos que irrigan la capa profunda de este transportan hasta el cabello los elementos nutritivos que necesita para vivir y regenerarse permanentemente, en particular los que están contenidos en la levadura de cerveza.

El folículo piloso es la funda en la que se desarrolla el cabello, con una estructura en forma de saco. El cabello comprende dos partes:

- **LA RAÍZ INTERNA,** implantada en el folículo, que termina en una masa con tres veces el diámetro del cabello, el bulbo. Este, visible cuando se arranca un pelo, es una esfera blanquecina cuya base recortada y curvada, conocida como papila, está en contacto directo con el medio intradérmico del cual el cabello extrae sus alimentos.

- **EL TALLO EXTERNO,** fuera del folículo piloso y cuya longitud varía, del cuero cabelludo a la punta, según la persona. Si se le hace un corte a este tallo, se distinguen tres partes concéntricas:

  » **LA CUTÍCULA,** capa externa del cabello, constituida por gruesas células córneas, planas, transparentes (sin pigmentos), que se insertan las unas en las otras montándose más o menos como las tejas sobre un techo, o incluso como las escamas de un pez. Estas células protegen al cabello y le dan sus características táctiles, por ejemplo su suavidad. Son de naturaleza polisacárida.

» LA CORTEZA, parte esencial del cabello (75% de su volumen), en forma de células epiteliales alargadas siguiendo el eje del tallo. Está constituida por una sustancia proteica rica en azufre, la queratina, que contiene los pigmentos que le dan el color al cabello: la melanina.

» LA MÉDULA, en el centro del tallo, ocupa un espacio reducido (menos del 10%). Sus vacuolas citoplasmáticas no desempeñan una función importante.

Los folículos pilosos, de donde emergen los cabellos, están rodeados de poros por los que las glándulas sebáceas segregan su sebo.

Hay una glándula sebácea por folículo y, por lo tanto, por cabello. Este sebo desempeña una función muy importante en la vida del cabello: lo lubrifica, lo protege, le da su brillo, su flexibilidad..., elementos clave de su belleza y de su salud. La disfunción de las glándulas sebáceas tiene dos consecuencias opuestas:

- Hipertrofia, cuando segregan demasiado sebo. El cabello se vuelve graso y la asfixia de las raíces provoca su caída.
- Atrofia, cuando no segregan suficiente. El cabello se vuelve entonces seco, quebradizo, lo que también induce a su caída.

Pero podemos actuar sobre las secreciones de sebo y detener la caída del cabello con la levadura de cerveza, ya que tiene una función reguladora.

LOS DIFERENTES TIPOS DE CABELLO

Un cabello sano es suave al tacto, flexible. Dócil al peinarlo, se desliza entre las cerdas del cepillo, entre los dientes del peine, no se enreda. Es brillante, tiene un resplandor natural y refleja la luz. Es vigoroso: si se levanta una mecha, no vuelve a caer débilmente, sino que conserva cierto tono.

Los cabellos grasos

Como he indicado, los cabellos grasos son el resultado de un funcionamiento hipertrófico de las glándulas sebáceas, que tiene como consecuencia el aumento de la secreción seborreica.

Un flujo de sebo demasiado abundante obstruye los folículos piloseborreicos, asfixia las raíces del cabello, las ahoga, lo que provoca su muerte y, por lo tanto, su caída. Por esto es por lo que es necesario tratar los cabellos grasos.

Varios factores provocan la seborrea y engrasan el cabello en exceso:

- *Factor hereditario*: si uno de los padres tiene el cabello graso, existe una predisposición.
- *Factor endocrino*: un exceso de secreción hormonal androgénica es un factor que predispone la seborrea.
- *Factor alimentario*: es fundamental, ya que el cabello es el reflejo exacto de lo que comemos, y el abuso de

grasas y azúcares provoca una secreción seborreica en exceso.

- *Factor nervioso*: el estrés permanente, el nerviosismo, la angustia y la depresión aceleran la hipersecreción de sebo.
- *Factor patógeno o iatrogénico*: algunas afecciones, como el engrasamiento del hígado, el estreñimiento y la obesidad, o sus tratamientos, inducen a un exceso de seborrea.

Por lo tanto, una persona que tenga el cabello graso, en primer lugar, deberá vigilar su alimentación, reduciendo el consumo de grasas y azúcares. Además, limitará las fuentes de tensión y se preocupará por curar las patologías citadas anteriormente, tomando complementos alimenticios específicos.

Los cabellos secos

Por el contrario, la insuficiencia de secreción de sebo tiene una grave consecuencia para el tallo del cabello: el sebo ya no desempeña su función protectora y como consecuencia el cabello se vuelve seco, apagado, sin resplandor, áspero y se debilita, rompiéndose con facilidad a causa de un simple cepillado.

El factor circulatorio es predominante: si la circulación es mala en el cuero cabelludo, la sangre ya no desempeña su función de alimento indispensable para el desarrollo armonioso del cabello, y este se deseca.

POR QUÉ PERDEMOS CABELLO

Normalmente perdemos unos cincuenta cabellos cada día. Son aquellos que han llegado al término de su vida (entre cuatro y siete años) y que al mismo tiempo se reemplazan por unos nuevos.

Estos cabellos muertos se van cuando nos lavamos la cabeza o se eliminan al peinarnos. No hay nada alarmante en ello. Es *normal*.

Una vez al año, en primavera, durante un corto periodo de tiempo, tenemos tendencia a perder más cabellos, hasta un centenar por día (es decir, el doble de lo habitual). De nuevo, no se trata de nada anormal, es una manifestación pasajera de nuestro reloj biológico al finalizar el invierno.

Por el contrario, al envejecer, nuestra cabellera tiene tendencia a enralecer y la renovación del cabello se ralentiza poco a poco, lo que no tiene nada que ver con las múltiples causas que provocan las verdaderas alopecias.

Sin embargo, en estos dos casos (caída de primavera y esclarecimiento progresivo de la cabellera), la levadura de cerveza permite limitar los daños.

No hay que confundir la alopecia, que es la caída del cabello (sea cual sea la causa), con la calvicie, total o parcial, localizada o difusa, que designa la etapa final de la alopecia, sin esperanza de retorno.

De hecho, la alopecia es reversible y el cabello puede volver a crecer; sin embargo, la calvicie es irreversible y, por tanto, definitiva.

Por consiguiente, en todos los casos de alopecia conviene tomar medidas preventivas para que no evolucione hacia la calvicie.

La levadura de cerveza tiene una doble función, preventiva y curativa, lo que permite limitar (en el tiempo y en la intensidad) las consecuencias finales de un proceso que puede conducir a la calvicie.

Las causas de la alopecia son numerosas:

➡ LAS ALOPECIAS AGUDAS

- Choque emocional (fallecimiento de un ser querido, ruptura, accidente, etc.).
- Intoxicación alimentaria.
- Enfermedad infecciosa, por ejemplo una gripe.
- Error de manipulación durante un tratamiento capilar.
- Parto (y también aborto).
- Dejar de tomar la píldora anticonceptiva.
- Uso de ciertos medicamentos o tratamientos (por ejemplo, la quimioterapia).

➡ LAS ALOPECIAS PROGRESIVAS

- Alopecia masculina andrógeno-dependiente (la más frecuente).
- Desequilibrio emocional (ansiedad, angustia, nerviosismo excesivo).
- Desajustes hormonales (por ejemplo, durante la menopausia).
- Infecciones crónicas sin curar (por ejemplo, una caries dental).
- Empleo de un champú demasiado agresivo.

➡ LAS ALOPECIAS POR DISFUNCIÓN DEL CUERO CABELLUDO

- Modificación del pH por un champú inadecuado (demasiado ácido).
- Mala vascularización (déficit de la irrigación nutritiva).
- Mala inervación.
- Mala queratinización.

➡ LAS ALOPECIAS CARENCIALES

- Carencia de ácido pantoténico (vitamina B_5; *recordatorio*: la levadura de cerveza es naturalmente el alimento más rico en vitamina B_5).
- Carencia de aminoácidos azufrados (la cisteína y la metionina; *recordatorio*: la levadura de cerveza posee una cantidad elevada de aminoácidos azufrados).

La levadura de cerveza frena la caída del cabello y favorece que vuelva a crecer:

- Regulando los disfuncionamientos fisiológicos que provocan la caída, gracias a sus múltiples componentes específicos.
- Subsanando las carencias de ácido pantoténico y aminoácidos azufrados, así como de todos los elementos nutritivos que necesita el cabello, en particular los que favorecen la segregación de queratina.

La levadura de cerveza:

- Reaviva el resplandor del cabello.
- Le vuelve a dar un brillo natural.

• Le restituye flexibilidad, cuerpo, volumen y tono.

ELABORA TU PROPIO CHAMPÚ CON LEVADURA DE CERVEZA

¡Ten piedad de tu cabello! ¿Alguna vez te has parado a pensar en los componentes de las diferentes marcas de champú? Aproximadamente, su formulación es siempre la misma:

AGUA: un champú está formado esencialmente por agua.

DETERGENTE: es el principio activo del champú, el producto que limpia el cabello, eliminando la suciedad.

SOBREENGRASANTE: como el detergente es demasiado agresivo para el cuero cabelludo (quita el sebo protector), hay que añadir una sustancia grasa que reconstituya las pérdidas de sebo. Es decir, la grasa mala desaparece con el detergente, al tiempo que el sobreengrasante aporta grasa buena.

ESPUMA ESTABILIZADORA: hace la espuma compacta, voluminosa, estable, lo que gusta a los consumidores.

ESPUMA SUAVIZANTE: permite que la espuma sea suave y untuosa, agradable al tacto cuando se extiende sobre el cabello.

ESPESANTE: hace el champú más espeso, de manera que no sea demasiado líquido (recordemos que esencialmente es agua).

HUMECTANTE: sirve para evitar que el agua del champú se evapore para que este conserve la textura que le confiere el espesante.

ANTIOXIDANTE: resulta útil para evitar que el champú se deteriore, al contacto con el aire, cuando el frasco está empezado.

BACTERICIDA: evita la proliferación de microbios en el seno del champú, su fermentación.

COLORANTE: un champú blanco y traslúcido no es comercial, por lo que se le añade un colorante.

AGENTE NACARADO: el colorante no es suficiente para hacer que el champú tenga un aspecto agradable; por este motivo a menudo se añade un producto que le da un aspecto nacarado.

PERFUME: sirve para enmascarar el olor de todos los compuestos anteriores que, recordemos, son productos químicos, mientras le da un perfume agradable al champú, relacionado con el producto «tratante» (ver más adelante).

ABRILLANTADOR: como su nombre indica, está destinado a que el cabello brille después del champú.

UN PRODUCTO CONOCIDO COMO «TRATANTE»: como hay que difundir un mensaje decididamente positivo, en general se añade un 0,5% (o un 1%, a veces un 1,5%...) de extracto de cualquier principio activo, generalmente de una planta medicinal, a fin de hacer natural y atractivo, lo que no es, de hecho, más que un conjunto de productos químicos.

De esta manera, por ejemplo, un champú de camomila para cabellos rubios es por lo tanto: agua + un detergente + un sobreengrasante + una espuma estabilizadora + una espuma suavizante + un espesante + un humectante + un antioxidante + un bactericida + un colorante + un agente nacarado + un perfume + un abrillantador +... una *mínima traza* de camomila.

¡Pobre cabello! ¡Pobre cuero cabelludo!

¡Imaginas la cantidad de productos químicos con los que tus cabellos están en contacto por el simple hecho de ser lavados con un champú como ese!

Afortunadamente, podemos encontrar champús naturales, que tienen un certificado biológico. Te sugiero encarecidamente que a partir de ahora elijas en exclusiva champús *biológicos*, ahora que acabas de leer este inventario de la composición de los champús más corrientes.

Y cuando tengas tiempo, el fin de semana, en vacaciones, ¿por qué no elaboras tú mismo tu champú? Tu cabello te dirá: ¡gracias!

Aquí tienes varias fórmulas de champús.

Champú al huevo

En un bol, bate durante un rato dos yemas de huevo, después incorpora una bolsita de Lyophilevure® o el contenido de dos cápsulas de Fortilevure® beauté. Aplica sobre el cabello durante diez minutos y después aclara abundantemente con agua avinagrada (una cucharada sopera de vinagre por litro de agua).

Champú a la arcilla

En un bol, mezcla (para obtener una pasta fluida) dos cucharadas soperas de arcilla verde en polvo, cinco gotas de aceite esencial de romero, una bolsita de Lyophilevure® o el contenido de dos cápsulas de Fortilevure® beauté y agua tibia hasta obtener una pasta fluida. Mantenlo diez minutos sobre la cabeza antes del aclarado.

Champú al jabón de Alepo

Ralla 50 g de jabón de Alepo en finas virutas y disuélvelas en un vaso de agua hirviendo. Deja que se enfríe y añade cinco gotas de aceite esencial de lavanda y una bolsita de Lyophilevure® o el contenido de dos cápsulas de Fortilevure® beauté. Mantenlo diez minutos sobre la cabeza antes del aclarado.

Otros tratamientos naturales para el cabello son los siguientes:

Loción

Hierve durante cinco minutos en ½ litro de agua:

- Un puñado de berro fresco.
- Un puñado de ortigas frescas.

Deja enfriar, después fíltralo. Divide la decocción en dos partes iguales.

Frótate el cuero cabelludo dos veces al día, por la mañana cuando te levantes y por la noche cuando te acuestes. Impregna bien el cabello, sin aclararlo.

Mascarilla capilar

Antes de aplicarte el champú, mezcla hasta obtener la consistencia de una pasta (con la cantidad suficiente de agua tibia):

- 2 cucharadas soperas de arcilla verde extrafina.
- 15 g de hojas de salvia pulverizadas.

- 5 gotas de aceite esencial de enebro.
- 1 bolsita de Lyophilevure® o el contenido de dos cápsulas de Fortilevure® *beauté*.

Recubre tu cabello con esta mascarilla capilar y déjala actuar durante treinta minutos. Después lávate la cabeza.

Baño de aceite

Entibia 200 ml de aceite de oliva. Retira del fuego e incorpora:

- 10 g de polvo de cola de caballo.
- 2 yemas de huevo.
- 1 cucharadita de lecitina de soja.
- 1 cucharadita de polen en polvo.
- 1 bolsita de Lyophilevure® o el contenido de dos cápsulas de Fortilevure® beauté.

Cuando el aceite esté frío, aplica el preparado sobre la cabeza, masajeando el cuero cabelludo e impregnando bien el cabello. Mantén durante media hora y a continuación lávate el cabello.

Ya lo ves, la levadura de cerveza es la mejor amiga de tu cabello, doblemente activa y beneficiosa, por vía interna y externa.

UN ALIMENTO ESENCIAL
PARA LAS UÑAS

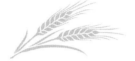

Además de para la piel y el cabello, la levadura de cerveza es un alimento esencial para las uñas.

No somos lo suficientemente conscientes y, sin embargo, es la verdad: las uñas, al igual que el cabello y la piel, son el espejo de la salud. Expresan cuál es nuestro estado general desde muchos puntos de vista.

Efectivamente, el mal estado de las uñas indica que tenemos una carencia de tal o cual mineral, de tal o cual vitamina... Las uñas nos hablan, y hemos de saber interpretar su lenguaje.

Una uña tiene dos partes:

- Una parte externa, formada por una lámina córnea delgada, transparente, curvada, que cubre la cara dorsal del extremo de los dedos, y que está compuesta por queratina, células proteicas ricas en aminoácidos azufrados.

- Una parte interna, conocida como lecho ungueal, formado por células madre que alimentan la uña a medida que crece, aproximadamente tres milímetros al mes, cuando se está sano.

La unión de las dos partes de la uña es un pliegue cutáneo rodeado por un surco recubierto por una cutícula, membrana en semicírculo que limita la parte clara de la raíz de la uña, la lúnula.

Saber identificar las anomalías permite remediarlas:

Uñas quebradizas: son indicio de una fuerte anemia.

Uñas salpicadas de manchas blancas: indican una desmineralización, una carencia de sales minerales y de oligoelementos.

Uñas blandas: son la consecuencia de una alimentación pobre en proteínas o de una avitaminosis.

Uñas que se descaman: son una señal de problemas fisiológicos o nerviosos, de fatiga, de falta de sueño. También delatan una carencia proteica en la alimentación.

Uñas gruesas: son debidas a una mala circulación venosa periférica.

Hay dos casos particulares:

La caída de las uñas: es consecuencia de afecciones dermatológicas como el eczema o la psoriasis, o bien está producida por causas externas (mecánica en la mecanografía tradicional, química en la persona que manipula productos tóxicos sin precauciones). ¡Incluso una larga depresión nerviosa también puede provocar la caída de las uñas!

LAS UÑAS MORDIDAS: indican un nerviosismo excesivo, estrés, falta de confianza en uno mismo, pero también miedos, angustias, fobias, etc.

La levadura de cerveza nutre las uñas con los elementos que necesitan: vitaminas del grupo B, minerales, oligoelementos y proteínas.

Los aminoácidos azufrados presentes en ella (la cisteína y la metionina) permiten regenerar la queratina, que constituye el elemento clave de la lámina córnea, lo que consolida las uñas e incrementa su dureza.

El zinc que contiene es el cofactor de la asimilación de estos aminoácidos azufrados. Es un buen ejemplo de la sinergia que existe entre los componentes naturales de un complemento alimenticio. En la levadura de cerveza, encontramos todos los aminoácidos azufrados necesarios para las uñas y los oligoelementos que facilitan su biodisponibilidad.

EN CADA CAMBIO DE ESTACIÓN...

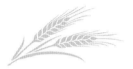

Se aconseja hacer curas de levadura de cerveza cuatro veces al año, en cada cambio de estación. Esto es debido a que toda vida en la Tierra, vegetal o animal, obedece al ritmo de las estaciones que se suceden invariablemente. El organismo humano no escapa a esta regla.

Varios parámetros influyen en el equilibrio de nuestros ciclos biológicos, sometidos a influencias telúricas y cósmicas.

La vida moderna no ayuda nada. Pasamos una parte de nuestro tiempo encarcelados en los corsés de hormigón de nuestros edificios y en el confinamiento de nuestros coches, el metro, los trenes, los tranvías, los aviones... muchas jaulas de Faraday que tienen efectos nocivos en nuestro organismo. Esta vida contra natura provoca múltiples perturbaciones fisiológicas que desequilibran la armonía del funcionamiento de nuestro cuerpo.

Y nuestro comportamiento varía sensiblemente, tanto en el plano físico como en el mental, durante el invierno y el verano, la primavera y el otoño.

El respeto de los biorritmos propios de cada estación es un factor de equilibrio. Y nos tenemos que adaptar a cada cambio de estación. Pues bien, mejor que cualquier alimento, la levadura de cerveza contribuye a orquestar la armonía entre nuestro organismo y los biorritmos estacionales.

Esto se traduce en múltiples efectos, tanto sobre el bienestar general como sobre la belleza de la piel, del cabello y de las uñas. Para centrarse en un único ejemplo, al finalizar el invierno todos tenemos, por lo general, mala cara, los rasgos cansados, arrugas, una tez sin brillo y sufrimos pérdida de cabello.

Para combatir todo esto, no sirven las soluciones temporales y engañosas que ofrecen los centros de belleza y las peluquerías.

Más vale tratar el problema desde la raíz, con sensatez, y hacer una cura de levadura de cerveza.

BIBLIOGRAFÍA

Generalidades

Bouchet, P., Guignard, J. L., Madulo-Leblond G., *Mycologie général et médicale,* Masson, 1989.

Drouchet, G., «Les champignons levuriformes d'intérêt médical», *Revue d'information Pasteur*, 1985, 21 (3-14).

Emmons, G. W., Binford, C. H., Utz J. P. y Kwon-Chung J., *Medical mycology*, Febiger, Filadelfia, 1977.

Pasteur, L., *Sur la nature et l'origine des ferments*, Compte rendu de l'Académie des Sciences, 1872 (209-212).

_____*Étude sur la bière, avec une théorie nouvelle de la fermentation*, Gauthier-Villars, 1876.

Vanbreuseghem, R., Vroey C. y Takashio M., *Guide pratique de mycologie médicale*, Masson, 1978.

Cerveza y levadura

Boivin, C., *La bière et son histoire*, Arion, 2003.

Boullanger, E., *Malterie-Brasserie*, Baillère, 1934.

Bourgeois, C., *La bière et la brasserie*, PUF, 1998.

Glover, B., *Le grand livre de la bière*, Manise, 1997.

Perrier-Robert, A. y Mbaye, A., *La bière*, Larousse, 1988.

Protz, R., *L'encyclópédie de la bière*, PML, 1996.

Van Lierde, G., De Moor, P., Grosemens, A. y Renson, S., *Le secret des trappistes*, Vif, 1994.

SACCHAROMYCES CERIVISIAE

Chernet, D., *Levures et ferments*, Retz, 1997.

Hermann-Escuyer, C., *Les micro-organismes*, CRDP Montpellier, 1998.

Heslot, H., *La levure et l'industrie alimentaire*, Lavoisier, 1994.

Johnston, M. y Carlson, M., *The Molecular and Cellular Biology of the Yeast Saccharomyces*, Harbor, 1992.

Pol, D., *Biologie des levures*, Ellipses, 1996.

NUTRICIÓN

Charles, Y. J. y Darrigol, J. L., *Guide pratique de diétetique familiale*, Dangles, 1987.

Binet, C., *Vitamines et vitaminothérapie*, Dangles, 1981.

Darguere, J. M., *Lexique des compléments alimentaires*, Dangles, 2000.

Dowell, P. y Bailey, A., *The book of ingredients*, Dorling London. 1980.

Dupin, H., *Apports nutritionnels conseillés pour la population française*, Techniques et Documentation, 1981.

Lyon, J., *Le grand livre des vitamines*, Hachette, 1985.

Passebecq, A., *Votre santé par la diététique et l'alimentation saine*, Dangles, 2009.

ÍNDICE